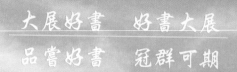

大展好書　好書大展
品嘗好書　冠群可期

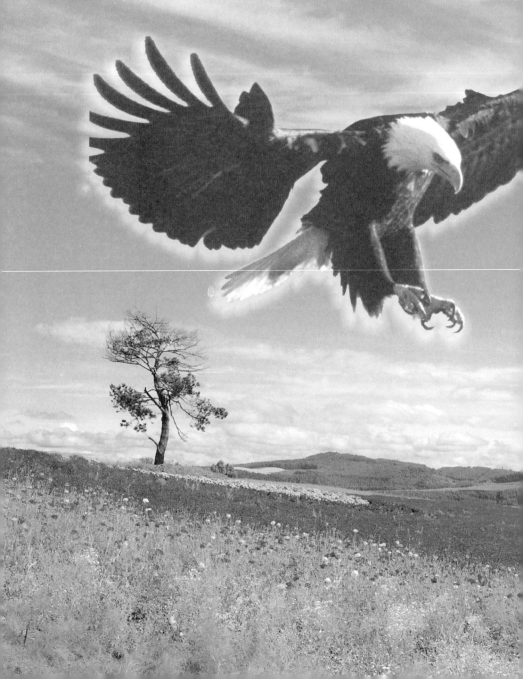

大展好書　好書大展
品嘗好書　冠群可期

快樂健美站
18

全身保健操
〈健康與生命同行〉
（附 VCD）

曾曉前　著

大展出版社有限公司

序

　　生活品質的高低，一個重要的指標就是健康狀況。隨著人們生活水準的不斷提高，強身健體的方法層出不窮，針對中老年朋友的保健方法也有許多，真可謂百花齊放，這本書也是其中的一朵小花。

　　這本書是作者完全透過自學、實踐，並認真總結、提煉形成的，其特點是將運動、飲食有機地結合起來，有很強的可操作性。作者願將這套保健方法奉獻給中老年朋友，和大家共用，我是很支持的。

　　本書包含有全身保健操、緩解身體不適的運動方法、飲食的要點等內容，採用圖文並茂、大字印刷，還附

有光碟，極大方便了中老年人借鑒，看得出她為中老年朋友服務的一片熱心，這種做法和精神值得提倡和讚揚。

目　錄

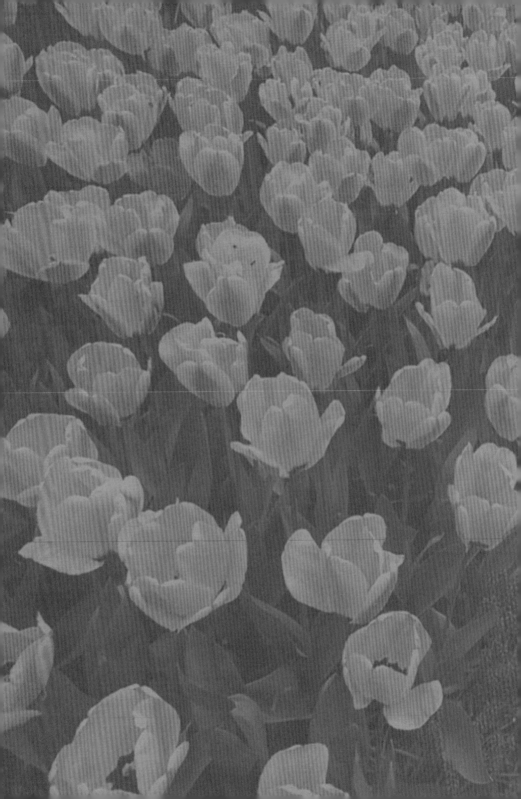

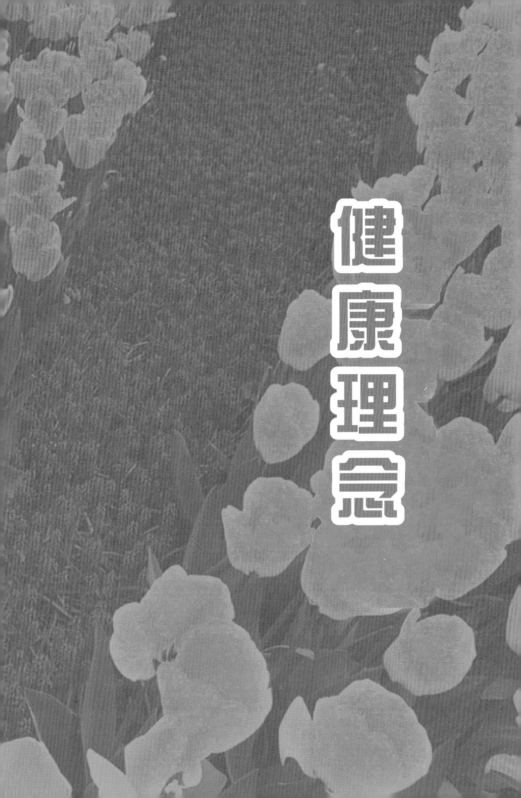

健康理念

第一章 生命健康

第一節 釋解健康

從古至今，不同時代和民族的人們，都把身體健康視爲人生的第一需要。古代哲人曾經説過，健康是人生最可貴的。在中國，我們常説的「最廣大的人民的根本利益」，就包含著人們的健康。所以在世人的心目中，身體健康已成爲共同追求的目標。

什麼是身體健康呢？

長期以來人們由於受傳統觀念和世俗文化的影響，往往單純從身體的生理層面理解健康為「無病、無殘、無傷」。比如，我國《辭海》中，把健康定義為「人體各器官系統發育良好，功能正常，體質健壯，精力充沛，並且具有勞動效能的狀態。通常用人體測量、體格

檢查和各種生理指標來測量」。

在國外也有類似的表達方式，比如美國學者貝克爾認為，健康是「一個有機體或有機體的部分處於安寧的狀態，它的特徵是機體有正常的功能，以及沒有疾病」。

然而，隨著現代社會的發展，人類的生活方式有了很大的改變，健康概念的內涵有了新的拓展。

人類的生命活動儘管仍以生理活動為基礎，但心理健康已逐漸成為影響人類生命健康的重要因素。因為，人們的生活與工作節奏逐步加快，極易造成心理緊張狀態，並且這種狀態隨著社會的發展而愈加強烈。

現代心理學、醫學研究表明，心理健康與軀體健康具有不可分割的內在聯繫。老年人的疾病有 70%～80% 是與心理等因素有關的軀體疾病。即心理失調引起的疾病。如癌症、腦血管病等等。

世界衛生組織於 1990 年對「健康」的含義重新進行了界定：「所謂健康是指不僅在於沒有疾病，而且在於肉體、精神、社會各方面的正常狀態。」

從以上分析可以看出人們要保持身體健康，必須解決兩個方面的問題：一個是物質的，即人軀體的健康；另一個是精神的，即人心理的健康。

人的身體與心理是相互作用和相互影響的。在人的生命活動過程中，物質和精神的兩個支柱是缺一不可的。俗話說：「笑一笑，十年少；愁一愁，白了頭。」這句話就形象地說明了心理衛生和身體健康的關係。

心理健康對生理健康有某種支配的作用，但沒有生理健康常常就沒有心理健康，生理健康能夠促進心理健康。生理健康又必須從以下兩方面入手，缺一不可。一是合理的飲食，二是適當的運動。

我國有句古話叫作「民以食為天」，從這句話中，我們可以體會到飲食與健康關係之密切。眾所周知，人如果不吃食物，就無法維持生命，人類靠食物賴以生存。我們每天要吃飯，一日三餐已成規律。

從營養學角度來說，吃飯就是要吃進人體每日所必需的營養素。這些營養素在人體內不能合成，必須由食物供給。飲食的過程實質是

人體對自然界營養的吸取過程。

「動則不衰」，是中華民族養生、健身的另一重要的傳統觀點。早在幾千年前，運動就被作為健身、防病的重要方式之一。實踐證明，運動可以代替藥物的某些療效，但任何藥物也代替不了運動起到的鍛鍊效果。隨著我國老年社會的到來以及人類文明程度的不斷提高，人們越來越注重生存品質和生命品質。

運動可以完美一個人的「內三寶」，即精、氣、神，也可以改善一個人的「外三寶」，即耳、目、口。透過運動，內練精神、臟腑和氣血的功能，外練筋骨、肌肉、血管等，使內外和諧，氣血周流，感覺靈敏，增強機體及其功能，改善反應性，增強新陳代謝，改善營養狀況，調動體內各方面的機能使它成為身體健康狀態所需的良好基礎。

健康的程度與天生的體質有關，後天的運動也是十分重要的，由運動甚至可以改變不良的體質狀況，使整個機體處於「陰平陽秘」的狀態。運動還可以分為「外動」和「內動」，我們這裏主要講「外動」，「內動」可以歸為氣功鍛鍊之列，這裏就不多討論了。

由以上分析，可以看到合理的飲食是運動的燃料，心理健康則是使飲食、運動合理且能夠持之以恆的動力。

也就是說，心理健康決定的是你能否始終為了生理健康而努力。只有二者科學地、有機地結合才能使我們的身體達到健康的水準。

第二節　身體保健的原則

原則是指導我們行動的準則，堅持好的保健原則，可以對我們的鍛鍊獲得事半功倍的作用。經由自身多年的保健鍛鍊和體會，筆者認爲應該堅持以下幾個原則。

(1)建立良好心態原則

人們應建立對美好生活有無限願望的心態。在這種心態的作用下，對身邊發生的任何事情都可以透過自己的調整，擁有一個健康的心理環境。

例如，一個人從工作到退休是人生中一個很重要的轉折過程，如果我們能夠很快調整退休後自己的心態，積極面對退休後的生活，就爲自己的後半生創造了一個很重要的心理健康

條件。

　　人活一世，除了工作，還有許許多多的事情要做，例如，需要永遠學習，使自己不斷地豐富文化知識；做做家務，與家人共享天倫之樂；和朋友交往，使自己的生活圈子不因退休而縮小。古人說，心平氣和者，百福自集。與人相處，要做到與事無爭、與人為善。當你擁有了健康的心態，自己身體的健康才會有保證。

(2) 學以致用原則

　　進行健身運動不是簡單的動作學習和體育技術模仿。透過學習動作，要結合自己的身體狀況，利用肢體的運動去調試和完善自己的身體狀態。

　　也就是說，學習健身知識，是為了健身活動的需要。學習健身方法，是為了使用或運用它們，達到追求健康、提高生活品質的目的。

(3) 效率與效益原則

　　運動是促進健康的有效形式，單一的只對某一個部位有效的運動固然有用，但是，中老年人更應該注意尋找一種運動方式，可以作用

於身體多個部位，達到綜合鍛鍊的效果，從而也提高運動的效率與效益。

為了提高運動的效率與效益，可以不去考慮姿勢的優美，而要注重運動的實際效果；不必拘泥於東方或西方的健身方法，只要對自己的健身有利，就可以選用。

（4）因人而異原則

運動一定要符合自身的健康狀況。由一段時間的鍛鍊使體質有所增強，健康狀況有一定程度的改善後，再不斷地調整，增加鍛鍊的項目和運動的時間。堅持循序漸進的指導思想，在現有的身體狀況下，採用最適當的運動強度與方法，達到最有效的作用。

我不贊成有些鍛鍊項目的介紹，說不管是什麼體質、什麼情況，同樣的強度和相同的動作對任何人都適用，都能夠達到最好的鍛鍊效果，都能將身體恢復到最佳狀態，這種說法是不正確的。

運動方法是死的、是靜止的，而我們每個

人的情況都是不斷變化的，是動態的。比如：生病了，身體狀況不好，就必須及時調整運動量，否則反而得到事倍功半的效果。又比如：出差一趟胖了兩公斤，運動量也要及時調整，才能恢復到以前理想的標準狀態。

(5)持續性原則

絕大多數人都知道，運動有益於健康。但是，運動貴在堅持。三天打魚，兩天曬網地進行鍛鍊，各器官系統得不到連續地刺激，則達不到強身的效果。

有些人不能堅持運動的一個很重要的原因是缺乏毅力，「今天起床晚了，明天再說吧！」在日常生活中，總能找出這樣那樣的理由，歸根到底是缺乏堅強的毅力。

反過來說，堅持運動，又可以磨練、增強人的毅力。

第二章 適宜運動與健身

「衰老」從生理學的角度來說，一般是指個體在發育成熟後，隨著時間推移而逐漸出現的功能下降的過程。研究表明，要達到延緩衰老的目的，必須防止各種老年病的發生。當前人類平均壽命徘徊在 70～80 歲的主要原因，是由於一些常見的老年病的困擾。一旦消滅了心腦血管病和惡性腫瘤，人類的平均壽命便可增加 35 歲左右。同時，即使不發生任何疾病，大多數人到 85～90 歲時，各器官的功能也會明顯降低，難以維持，從而面臨衰老死亡的威脅。

中老年人身體的各項機能隨著時間的推移必然都會減退和衰竭，要延緩這個時期的到來，堅持適宜的「保健運動」是能得到積極作用的最佳方法。因為人體的各個系統和器官無論在結構還是在功能上，時刻處在不斷更新和增減的動態變化中。比如人體的紅細胞平均壽命為 120 天左右，每毫升血中每天大約有 4 萬～5 萬紅細胞死去，同時有 4 萬～5 萬個紅細

胞生成，大約 4 個月人體的紅細胞更新一次。同樣人體的其他組織也是在各組織細胞生存和死亡的不斷作用下保持相對穩定。如果健康人臥床 1 週，其肌力可下降 30%；如果下肢的骨骼較長時間缺乏沿其長軸的重力刺激，則可出現骨質疏鬆。此外，長期不運動，人體心、肺等功能均會出現不同程度的下降。有關調查也顯示：絕大多數百歲老人，從小就從事各種體育鍛鍊或適宜的身體活動，一生從不間斷。

由於中老年人的身體器官等機能呈衰退趨勢，在進行保健運動時，如何把握運動量與強度的關係，既達到鍛鍊效果又要避免身體損傷，是中老年人體育鍛鍊的關鍵。

什麼是適宜運動？

適宜運動一般認為是指適當運動以保持一個健康體魄的各項運動量的總和。運動強度，對於中老年人來講，是有氧運動。有氧運動的標準一般有兩個，第一是運動時的心跳等於 170 減去年齡；第二是運動時微微出汗或微喘。這兩個方式，可以憑感覺去衡量哪種方式作為標準對自己更合適。

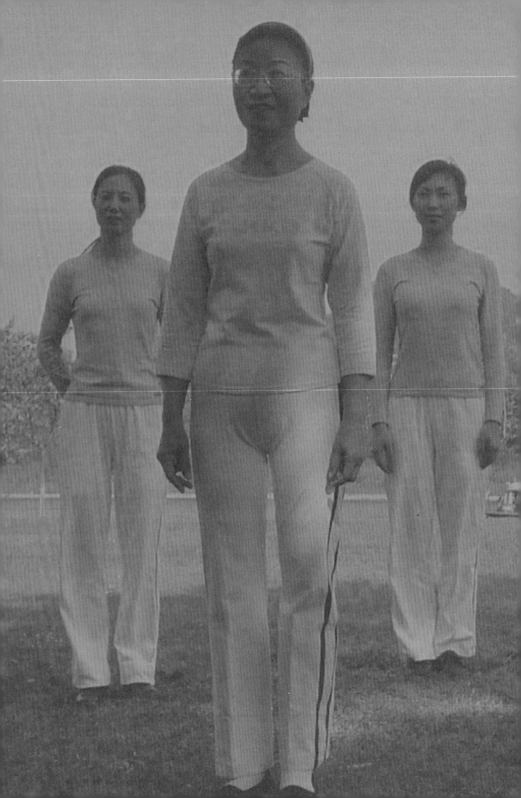

全身保健操

　　為達到適宜運動與延緩衰老的統一，本人經由十幾年的學習和積累，也聽取了共同練習本操的朋友的感受，吸納多套體操、健身氣功等的動作，並加以改進和完善而編創出來這套針對中老年人的保健操，我們稱為「全身保健操」。

第一節　乾洗臉，乾梳頭

【動作要領】

　　首先將兩手搓熱（圖1-1），然後兩手十指放在臉下部（圖1-2）往上輕輕搓推至頭部（圖1-3），繼續沿著頭皮搓，經兩耳後直至兩手十指經風池穴（風池穴位於頸後的髮際處，兩條粗肌肉外側凹處）會合（圖1-4）。

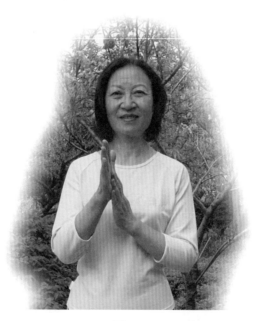

圖1-1

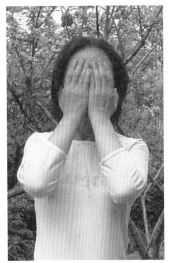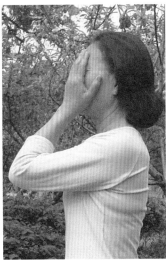

圖 1-2

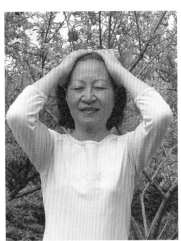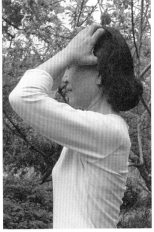

圖 1-3

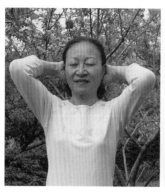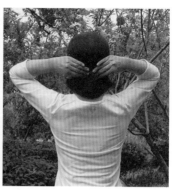

圖 1-4

【注意事項】

　　進行動作練習時除了耳朵外兩手要覆蓋整個頭部，並且要一直搓到臉部和頭部微微發熱為止。

　　每天早晨起來做這個動作，可以使血液和經絡疏通，同時會覺得頭部很輕鬆。

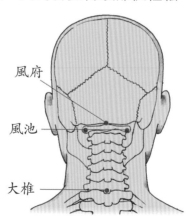

風府

風池

大椎

第二節　耳部運動
（包括 5 個分解動作）

【動作要領】

第①個動作：用雙手食指和中指分別夾住耳根兩側，從耳根向耳廓反覆揉搓，搓到全耳發熱。

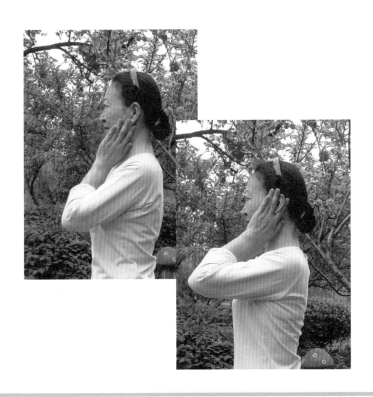

第②個動作： 用雙手食指在上耳廓從裏向外挖搓 10 次，有助於改善腸胃功能。

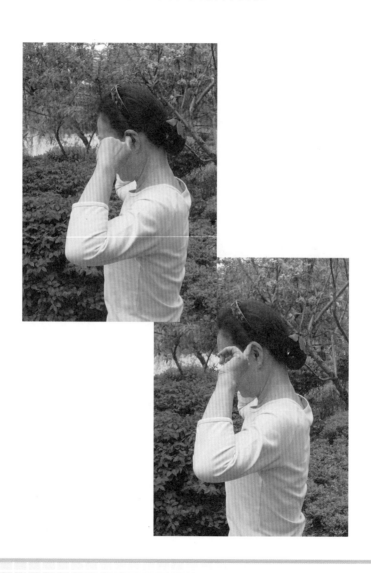

第③個動作：用食指伸進耳道堵嚴，稍停頓後突然拔出，連續做 10 次，有助於保持聽力。

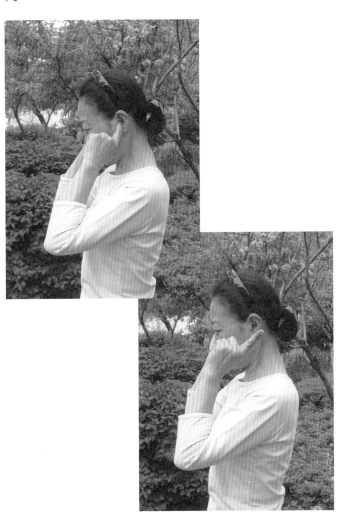

　　第④個動作：將嘴張開後會在左右耳珠（軟性小突起）前出現兩個小窩兒，在這個地方用一按一放的手法做 10 次，有助咽部濕潤、清音。

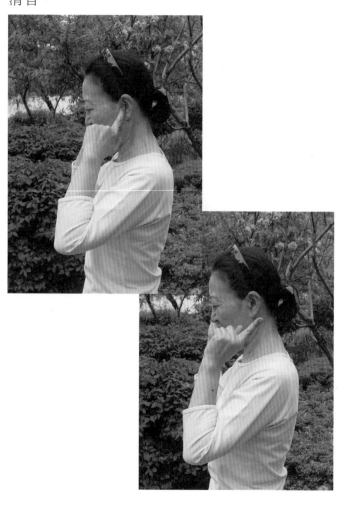

　　第⑤個動作：用大拇指、中指、食指夾住耳垂兩側搓 60 次，感覺臉部有微熱感為止，有保護眼睛兼美容的作用。

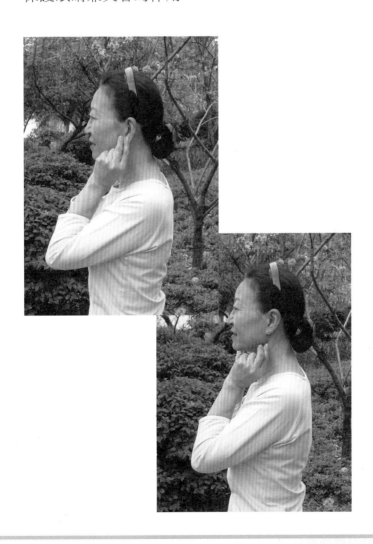

第三節　頸部運動

（包括 4 個分解動作）

【動作要領】

第①個動作：將右手的四指放在大椎穴上（大椎穴位於頸根部中心，頸椎最下部），提捏 8 次，然後換左手再做 8 次（圖 3-1）。

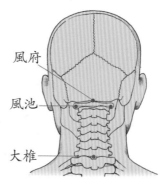

風府

風池

大椎

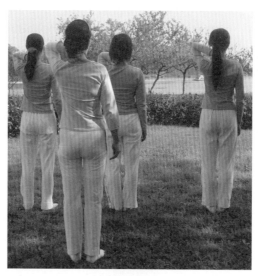

圖 3-1

　　第②個動作：雙手同時轉揉左右風池穴 8 次（圖 3-2）。

　　第③個動作：單手放頸椎上尖部的風府穴（風府穴位於頸後髮際正中央約 2 指上方的凹陷處），轉揉 8 次（圖 3-3）。

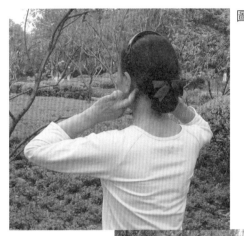

圖 3-2

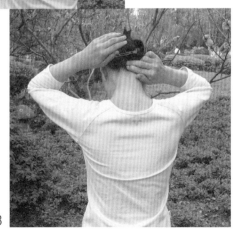

圖 3-3

第④個動作：進行轉頸的動作。做轉頸動作時注意兩點：首先，運動時自始至終都要睜開眼睛，這樣可以對眼球肌進行運動，同時防止眩暈。其次，運動要按照右、下、左、上，還原的順序做 8 次，然後按照左、下、右、上，還原的順序再做 8 次（圖 3-4）。

【注意事項】

頸部的運動要根據自己頸部的狀況，掌握力度，如果感到頸部疼痛，就不一定做到位。

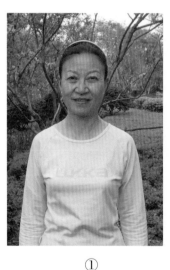
①

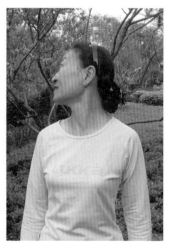
②

圖 3-4

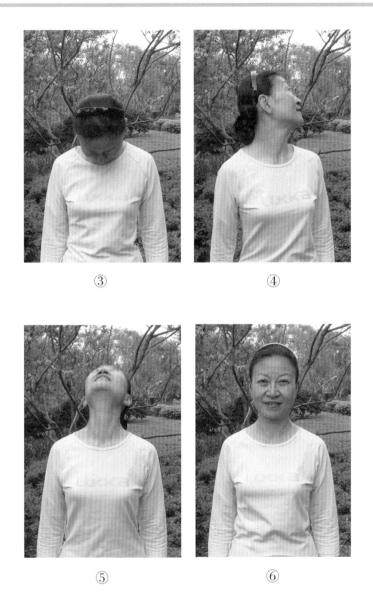

③

④

⑤

⑥

第四節　上身伸展運動

【動作要領】

首先身體呈站立姿勢，雙腳併攏（圖 4-1），雙手合十（圖 4-2）從身體中間部位（圖 4-3）儘量向頭的上方伸展（圖 4-4），兩臂要儘量向耳朵貼近，感到腹部繃緊上拉（圖 4-5），然後雙臂打開，手心向下，伸平（圖 4-6）經身體兩側還原（圖 4-7）。

四拍一次，做 8 次。

【注意事項】

雙腳併攏，雙手合十，兩臂要儘量貼近耳朵。這個動作不僅可使上肢得到充分伸展，還對腹部的肌肉起到運動的作用。

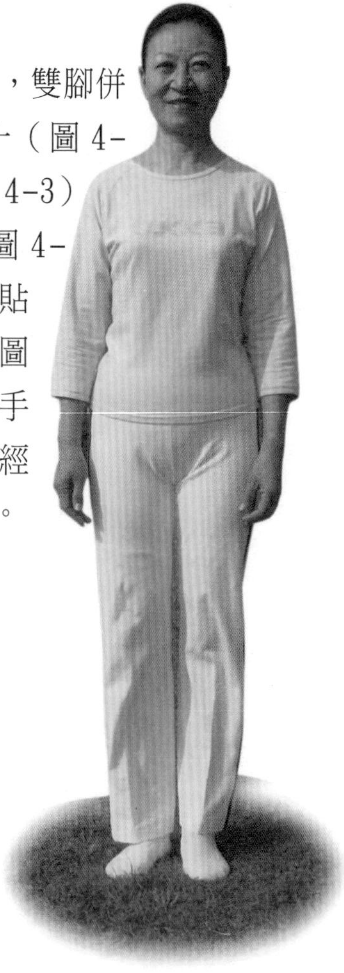

圖 4-1

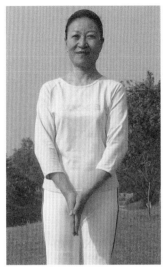

圖 4-2

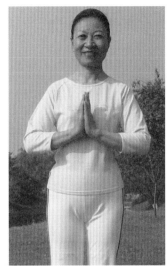

圖 4-3

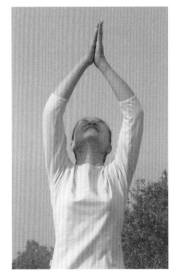

圖 4-4

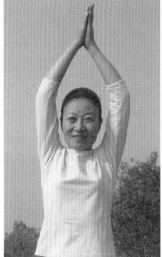

圖 4-5

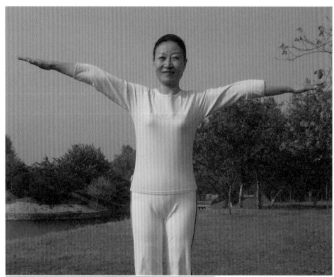

圖 4-6

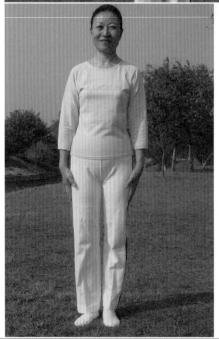

圖 4-7

第五節　肩部運動

（包括四個分解動作）

【動作要領】

第①個動作：身體呈站立姿勢，將兩手於體後相握（圖5-1），兩肩向後振動（圖5-2）。

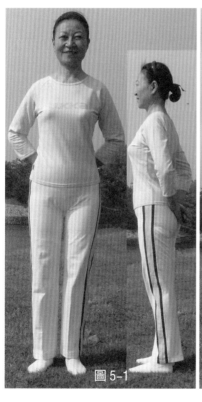
圖5-1

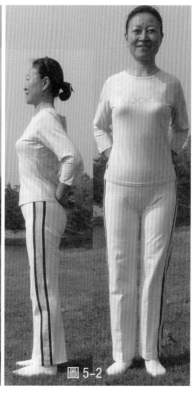
圖5-2

第②個動作：身體呈站立姿勢，兩手中指放在兩側褲線上（圖 5-3），兩肩由前至後轉動（圖 5-4）。

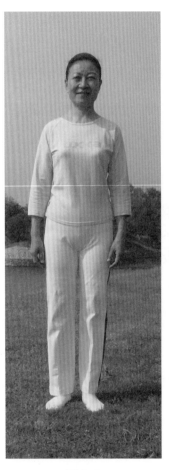 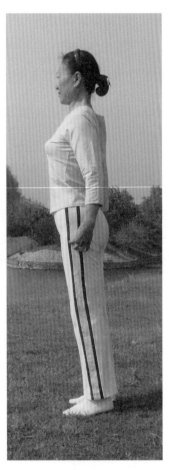

圖 5-3　　　　　　　　圖 5-4

第③個動作：身體呈站立姿勢，兩手中指放在兩側褲線上，兩肩由後向前轉動（圖5-5）。

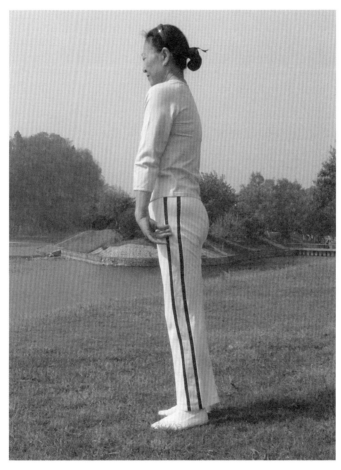

圖5-5

第④個動作：身體呈站立姿勢，兩手中指放在兩側褲線上，兩肩向上聳（圖5-6）。

【注意事項】
做上述動作時，兩腳跟不斷提起，與肩部動作協調一致。
每個分解動作兩拍一次，做4次。

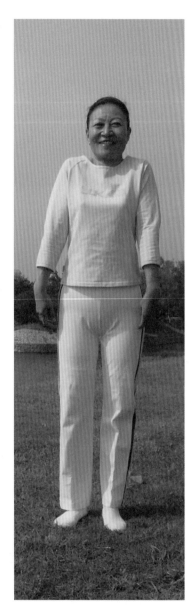

圖5-6

第六節　擴胸運動

【動作要領】

雙手握拳，屈肘拳面相貼，兩肘相貼於胸前（圖 6-1），擴胸時肘尖不能抬起，始終向下，胸大肌用力把雙臂打開，同時兩腿分別向左右移動（圖 6-2），與擴胸動作協調一致。

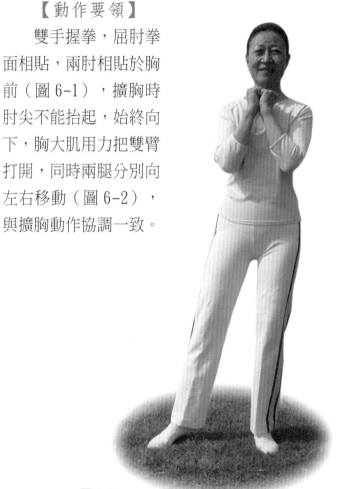

圖 6-1

　　兩拍一次，左移兩次，右移兩次，然後重複做 4 次。

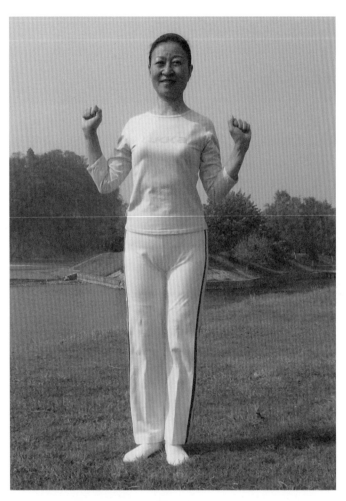

圖 6-2

第七節　腰部運動

【動作要領】

　　右腿向右邁一步，兩膝稍彎曲。右手臂在身體右側向上彎曲至手掌與眼平行（圖7-1），眼睛平視右手背與其同步移動（圖7-2），左手

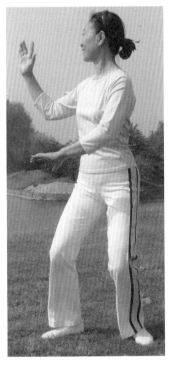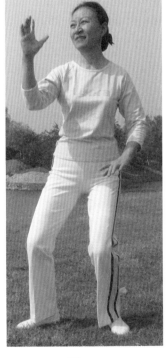

圖7-1　　　　　　　　　圖7-2

臂彎曲手心向下（圖 7-3），使上體從右向左轉至極限，然後右手拍打左肩的肩井穴（肩井穴位於後頸根部的肩膀中間處），左手拍打後背的神堂穴（神堂穴位於第 5 脊椎的兩側，左右肩胛骨的內側附近）（圖 7-4）；然後換方向重複這個動作。

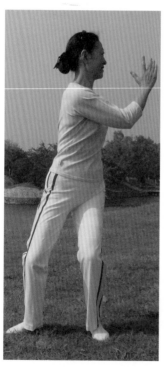

圖 7-3

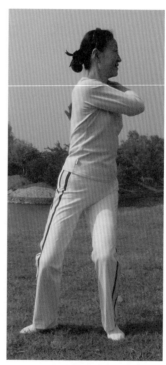

圖 7-4

四拍做一次，共做8次。這個動作對腰部、膝關節、肩部起到鍛鍊的作用，並輔助兩個穴位的拍打疏通。

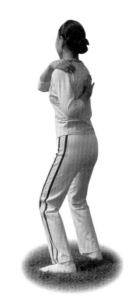

【注意事項】
膝蓋彎曲度以個人不感覺到疼痛為宜。

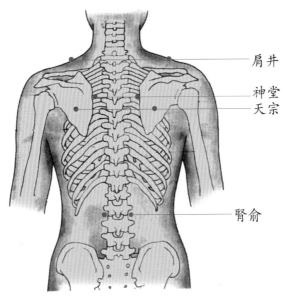

肩井

神堂
天宗

腎俞

第八節　腹背運動

【動作要領】

　　右腳向右側邁一步同時雙手在頭部斜上方
打開（圖-1），然後腰與雙臂同時向下做屈體

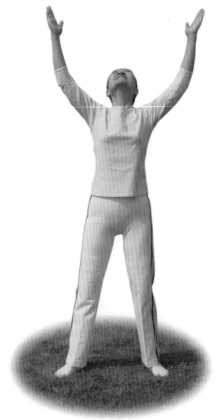

圖 8-1

運動（以身體屈伸極限為宜），下振時儘量收腹。軀體運動首先向外邁出腿的方向（圖 8-2），再向另外一方（圖 8-3），然後在身體正下方下振（圖 8-4），最後還原（圖 8-5）。再以相反的方向進行同樣運動。

八拍做一次，重複 4 次。這個動作對後腰、背部進行比較全面的運動，同時對腹肌有一定鍛鍊作用。

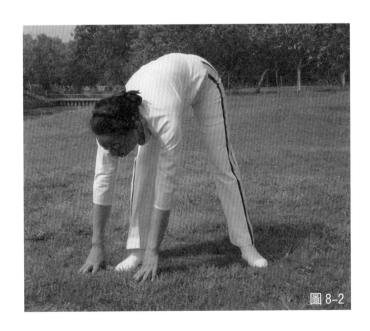

圖 8-2

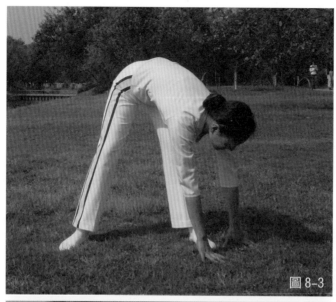

圖 8-3

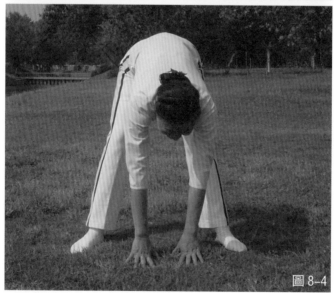

圖 8-4

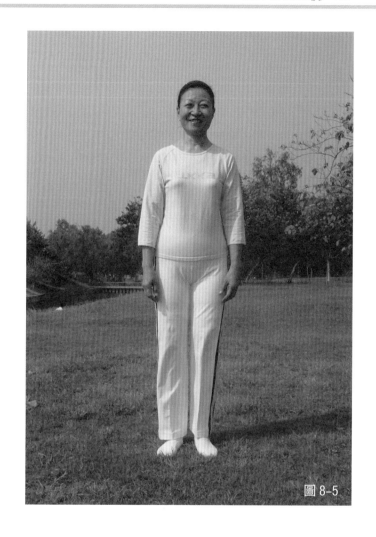

圖 8-5

【注意事項】

　血壓高者在下振時，要將頭抬起。

第九節　腹部運動
（包括兩個分解動作）

【動作要領】

第①個動作：從第一拍開始到最後一拍腹肌始終要收緊，腰要挺起來，雙腿分開。以會陰穴為中心點做畫豎圈運動，畫圈從後（圖9-1）向前進行，手配合前後擺動（圖9-2），同時膝蓋有屈伸動作以加大腹部振動力度使腹腔臟器也有振動。這樣腹部才能充分地運動起來。

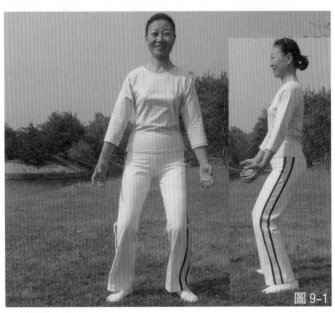

圖9-1

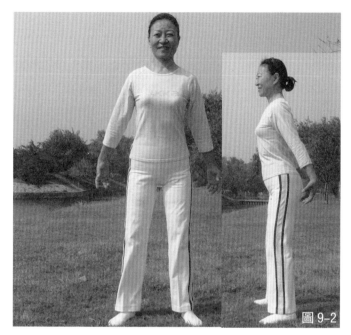

圖 9-2

一拍做一次，八拍為一組，共做 4 組。

第②個動作：從後面開始畫阿拉伯數字橫八字（∞）（圖 9-3～圖 9-6）。

一拍做一次，八拍為一組，共做 4 組。

【注意事項】

要保持腹部始終收緊和運動時始終以會陰穴為中心點。

這兩個動作可以加強腹肌鍛鍊，同時對腹腔內的臟器也是一種運動，有不同於一般體操的更深入的運動效果。

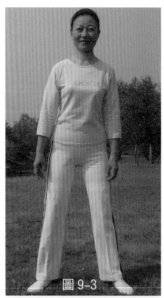

圖9-3

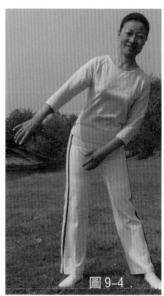

圖9-4

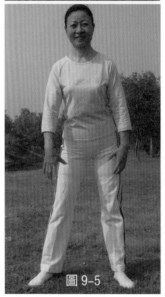

圖9-5

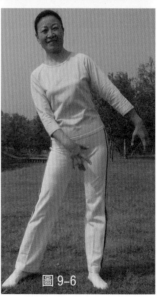

圖9-6

第十節　胯部運動

【動作要領】

　　兩腳開立， 兩手插腰，右腳向右前方邁出， 腳尖點地（圖 10-1），提胯時腳背朝前向體側收回點地（圖 10-2）。

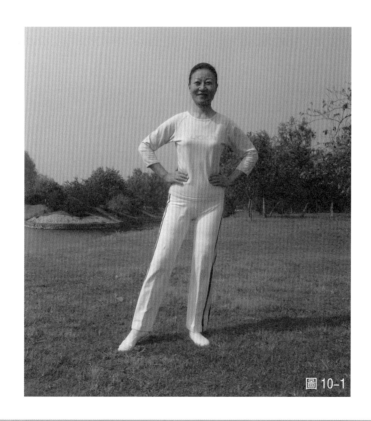

圖 10-1

　　二拍一次，八拍後換腿重複動作，共做四個八拍。

　　【注意事項】
　　上肢要平直，否則會降低胯關節提起幅度，影響鍛鍊效果。

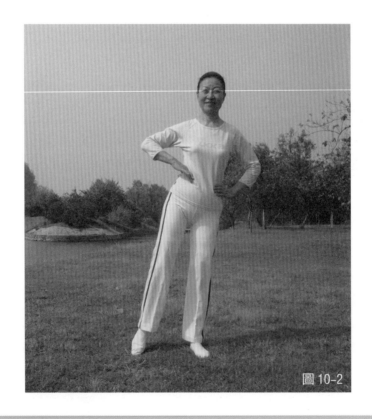

圖 10-2

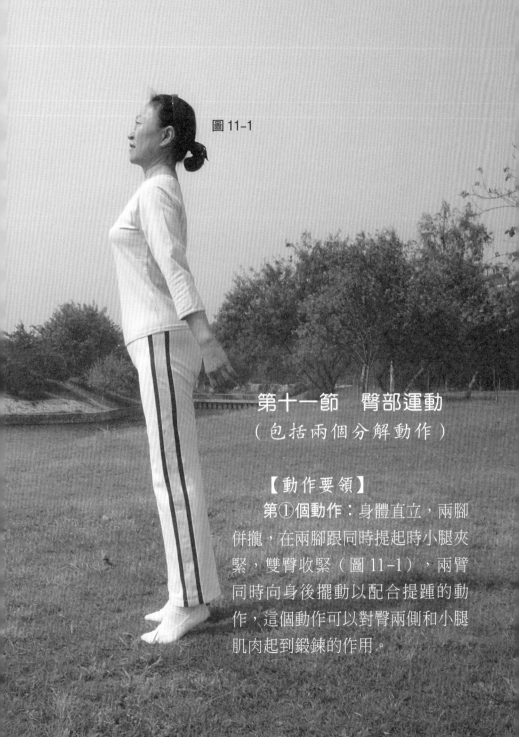

圖 11-1

第十一節　臀部運動
（包括兩個分解動作）

【動作要領】
　　第①個動作：身體直立，兩腳併攏，在兩腳跟同時提起時小腿夾緊，雙臀收緊（圖 11-1），兩臂同時向身後擺動以配合提踵的動作，這個動作可以對臀兩側和小腿肌肉起到鍛鍊的作用。

第②個動作：手扶一支撐物自然站立，兩條腿分別向正後方踢腿（圖11-2），數到第7拍時腿踢出停頓一下再放下。

兩拍做一次踢腿，一條腿做八拍，換腿重複動作，共做四個八拍。這個動作起到提臀作用，還使小腿和大腿前側肌肉得到鍛鍊。

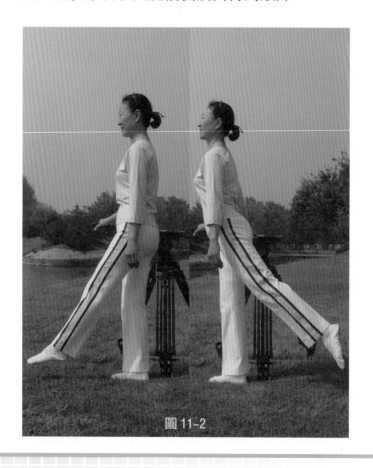

圖 11-2

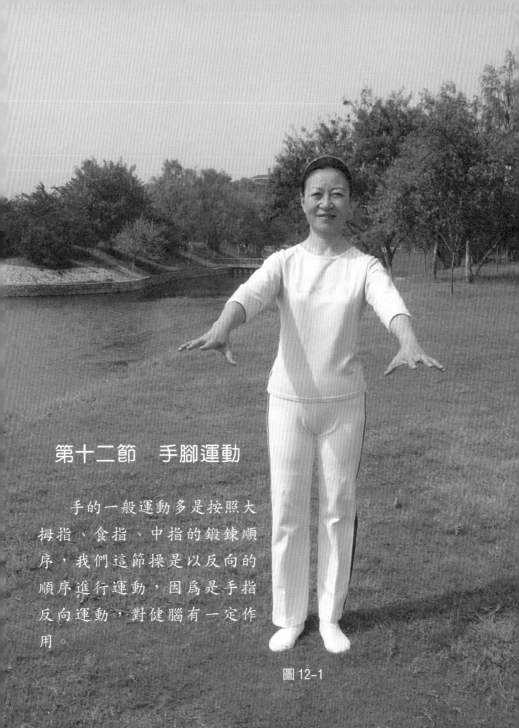

第十二節　手腳運動

　　手的一般運動多是按照大拇指、食指、中指的鍛鍊順序，我們這節操是以反向的順序進行運動，因為是手指反向運動，對健腦有一定作用。

圖 12-1

【動作要領】

手部運動動作：

兩手伸開，手心向下（圖 12-1），從小拇指開始，手指依次合攏（圖 12-2）、握拳（圖 12-3）、翻轉（圖 12-4），然後從小拇指依次打開（圖 12-5），儘量向外伸展（圖 12-6）。再從小拇指開始，五個手指分別合攏握拳，再翻轉，手心朝下，從小拇指依次打開，凡是握成拳狀時，同時手腕翻轉再打開手指。

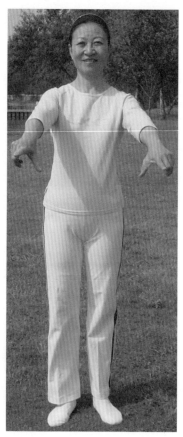

圖 12-2

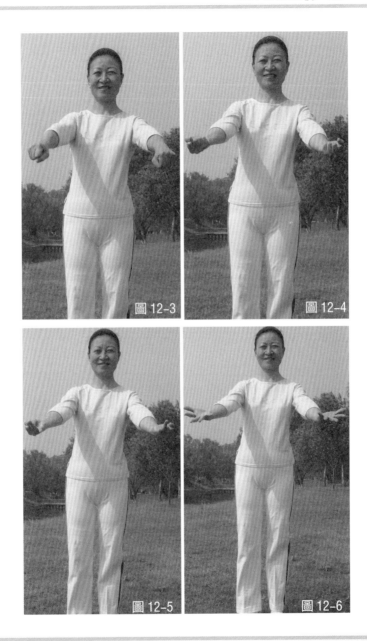

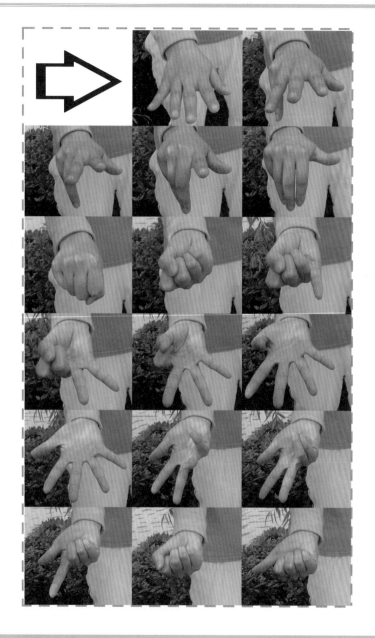

腳部運動動作：

首先兩腳每個腳趾都做抓地動作。

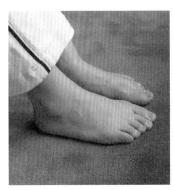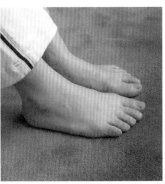

然後從小腳趾開始，依次做觸地動作（以上兩個動作以 10 次左右為宜）。

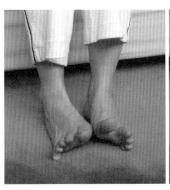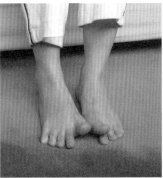

之後抬起腳掌，十個腳趾向腳心彎曲（做
10次）。

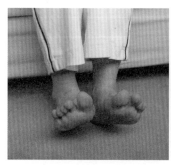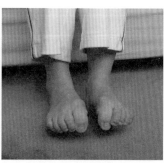

再依次兩個腳腕向外旋轉、向內旋轉各 10
次。

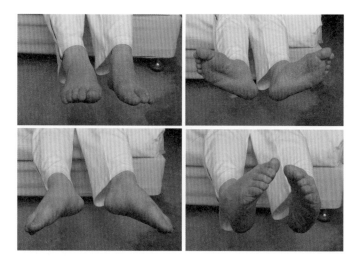

最後兩手搓腳腕、腳面、腳趾、腳跟、兩側搓至微熱。

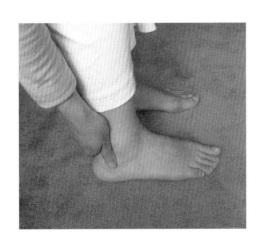

【注意事項】

對大腳趾、二趾之間穴位著重按摩，有調節血壓的作用，二、三，三、四之間著重按摩對眼功能有調節作用。

第十三節　幾個重要穴位的按摩

多年的醫學研究成果顯示，合谷（合谷穴位於手背側的拇指與食指的根部之間）、內關（內關穴位於前臂手掌側中心線上，離手腕彎曲處到肘方向約3個指幅之處）、足三里（足三里穴在脛骨外側，膝蓋下方約4個指幅處）是全身經絡的關鍵穴位，堅持進行這三個穴位的按摩可以疏通經脈，起到養身保健的作用。

【動作要領】

用大拇指指肚按壓合谷穴（圖13-1），以每分鐘30次的速度在此穴位上揉按，做5分

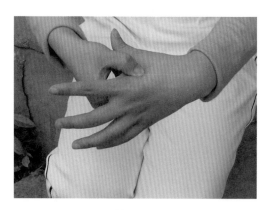

圖13-1

鐘；然後換手做。

　　內關（圖 13-2）、足三里（圖 13-3）也同
樣進行。

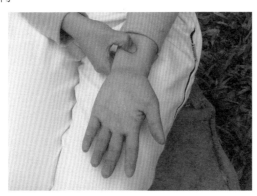

圖 13-2

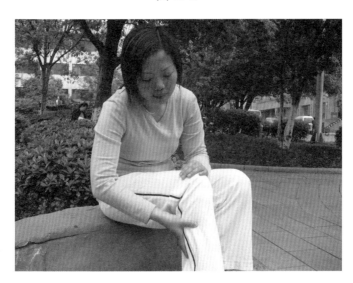

圖 13-3

第十四節　腹式呼吸

【動作要領】

身體直立，兩腳同肩寬，兩手放鬆自然下垂，眼睛可以微閉也可以張開，精力要集中。吸氣用鼻子（圖 14-1、圖 14-2），放鬆小腹， 舌尖抵上腭；呼氣用嘴，同時收腹、提肛（圖 14-3），吸呼相間要自然，練習這個動作可起到增強腹肌、改善胃腸功能、增強肺功能的作用。

【注意事項】

切勿有憋氣感。初學

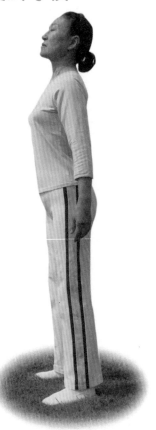

圖 14-1

人每分鐘可多做幾次，逐步練到每分鐘 4～6 次。順序是做完操及穴位按摩後再做腹式呼吸。

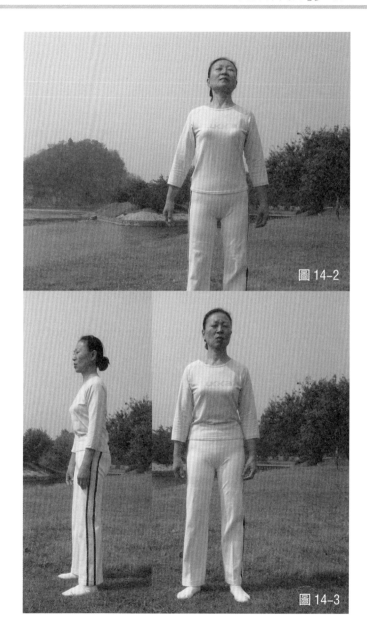

圖 14-2

圖 14-3

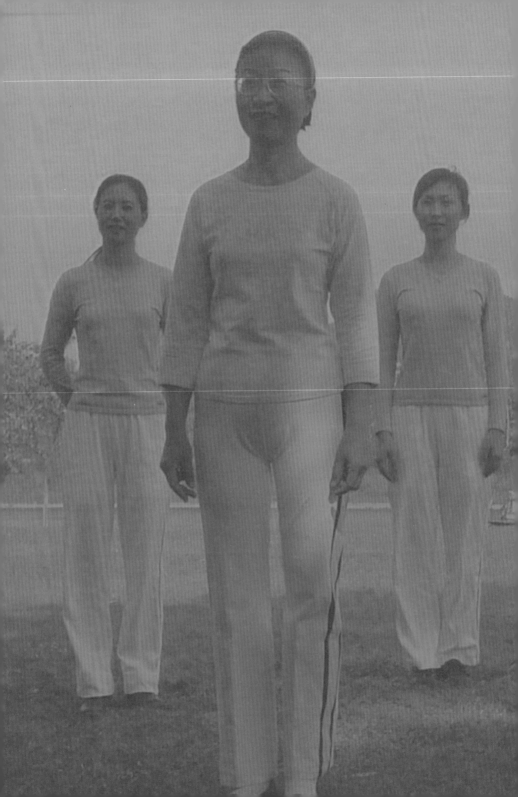

緩解身體不同部位不適的運動（或按摩）方法

一、頭部不適

【動作要領】

首先用兩手食指敲打頭部，然後用雙手的食指和中指從額頭中間（圖1-1）開始轉圈按摩，至左右太陽穴（太陽穴位於眉毛外側與眼角外側的中間）（圖1-2），用雙手的食指按壓住太陽穴並同時轉動，然後用手指在風池穴（風池穴位於頸後的髮際，稍離兩條粗肌肉外側凹處）上多次做按轉運動。

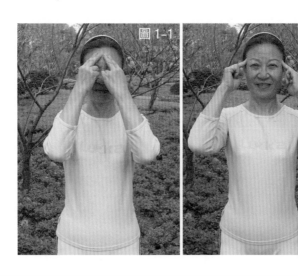

如果是臨時性的腦缺氧或者腦供血不足出現的症狀，可做下面的動作，1 分鐘以後，就能有明顯改善。

【動作要領】

兩腳併攏（圖 1-3），連續做提腳跟的動作，身體挺拔，時間不限。

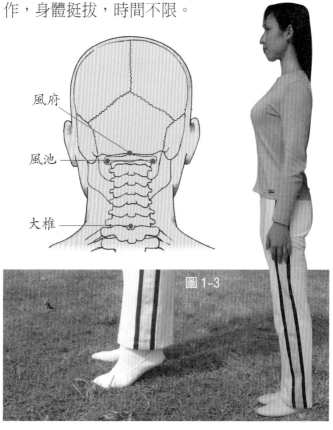

風府

風池

大椎

圖 1-3

二、頸部不適

頸椎疼痛、做響、僵直,這樣的不適除了兩小時一次做保健操第三節頸部運動外,加做肩井穴(肩井穴位於後頸根部的肩膀中間處)、肩髃穴(肩髃穴位於肩膀頭中間處)、天

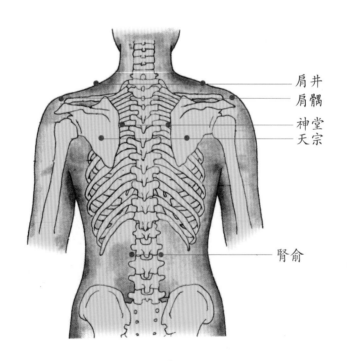

肩井

肩髃

神堂

天宗

腎俞

宗穴（天宗穴位於肩胛骨中央附近）的按摩。能起到頸部放鬆、舒筋活血的作用，可使頸部的不適進一步有所緩解。

【動作要領】

拇指指肚按壓穴位，以每分鐘 30 次的速度依次在肩井穴（圖 2-1）、肩髃穴（圖 2-2）、天宗穴（圖 2-3）3 個穴位上揉按，時間不限。

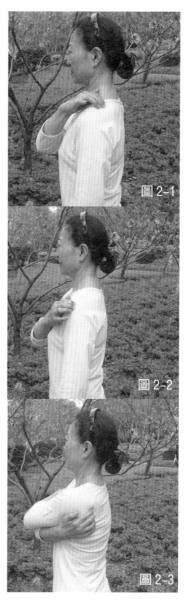

圖 2-1

圖 2-2

圖 2-3

三、老年性胸骨內陷

胸骨內陷俗稱駝背。除了做保健操擴胸和肩部運動兩節以外，應加做增強背肌的運動。

【動作要領】

兩臂向前伸直，五指張開（圖 3-1），然後五指收攏握拳的同時，兩臂收回，後背夾緊（圖 3-2），兩手經腰間（圖 3-3）返回（圖

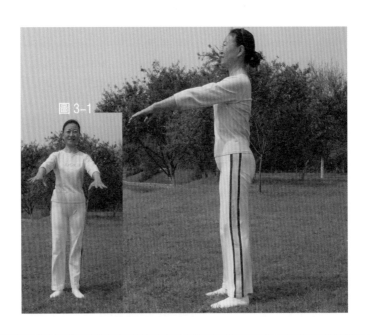

圖 3-1

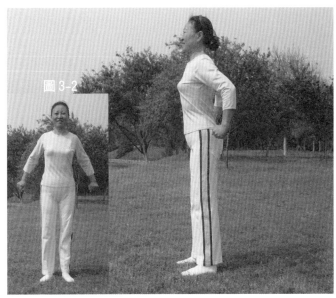

圖 3-2

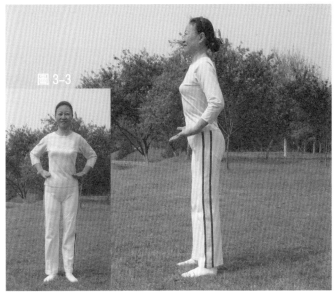

圖 3-3

3-4）放下，這個動作與划船動作相似。

四拍一次，做 4 次。

【注意事項】
後背夾緊時停頓一下，使背部肌肉發力，胸椎充分挺起。

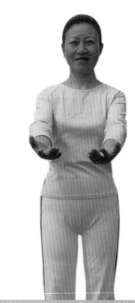

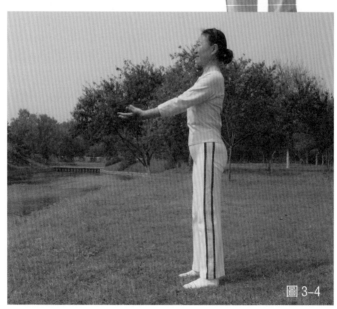

圖 3-4

四、急性閃腰引起的不適

發生急性閃腰後，要馬上做解谿穴（解谿穴位於腳踝中央內側）的按摩，以緩解疼痛。

在症狀基本緩解的情況下堅持做腰部保健操，以恢復和增強腹肌。

此操包括五個恢復功能的動作和三個增強功能的動作。

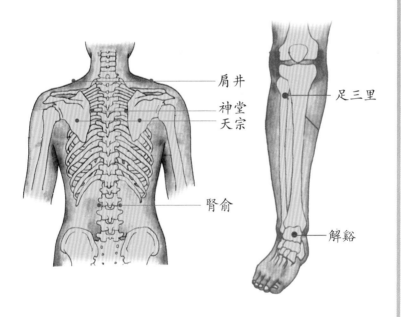

肩井

神堂
天宗

足三里

腎俞

解谿

(一)五個恢復功能的動作

【動作要領】

第①個動作：大拇指叉腰，其餘四指放在腰部腎俞穴（腎俞穴位於最下位肋骨相對的胸椎骨兩側各一穴位）上（圖4-1-1），緩慢向

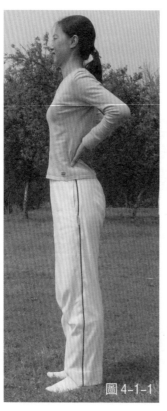

圖4-1-1

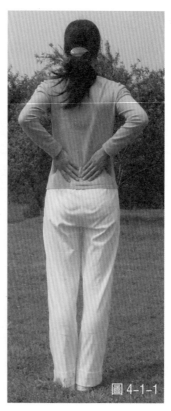

圖4-1-1

下搓至尾骨（圖4-1-2）18次，有微熱感。

　第②個動作：用拳眼轉揉腎俞穴（圖4-1-3）18次。

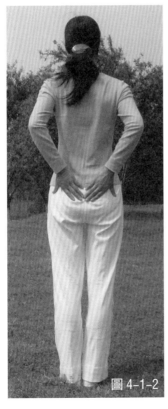
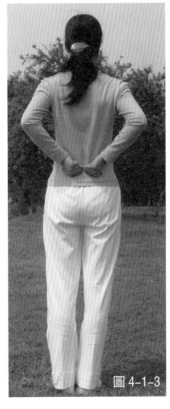

圖4-1-2　　　圖4-1-3

　　第③個動作：拇指、食指、中指對腎俞穴
附近的腰肌進行提捏（圖4-1-4）18次。

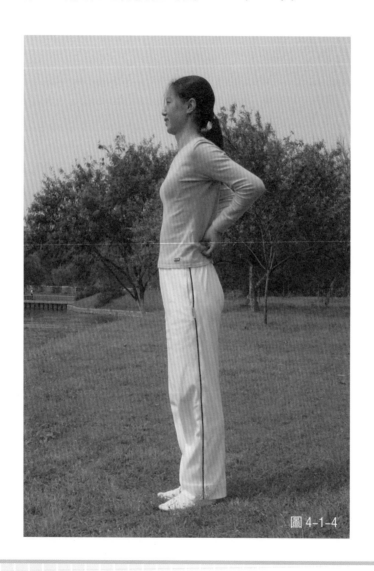

圖4-1-4

　　第④個動作：左、右手的拳面敲打腎俞穴18次。

　　第⑤個動作：大拇指在前做插腰動作（圖4-1-5），然後用放在腎俞穴的八個手指分別向

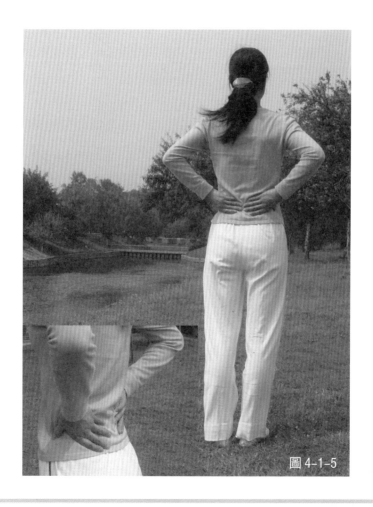

圖4-1-5

左右兩側做梳理動作（圖 4-1-6）18 次。

【注意事項】

第③個動作剛開始的時候感覺較痛，力度應逐步加大適應。緊貼皮膚做上述動作。

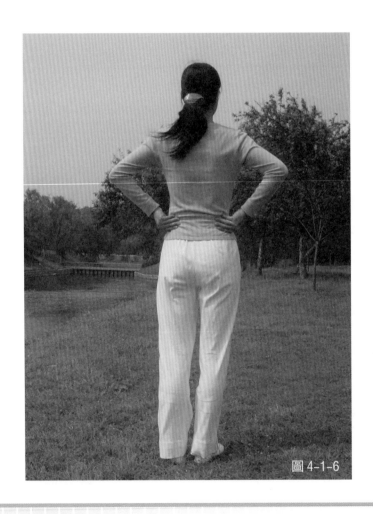

圖 4-1-6

(二)三個增強功能的動作

腰部的不適基本恢復之後，除要堅持上述五個恢復功能操外，還要再做 3 個增強功能的動作。

①半身的俯臥撐

【動作要領】

軀體呈俯臥姿勢，兩腿平放（圖 4-2-1），兩手做撐起動作將上身挺起（圖 4-2-2）。

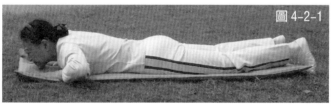

圖 4-2-1

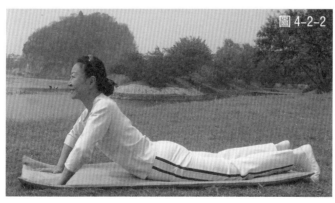

圖 4-2-2

②飛燕動作

【動作要領】

腹部著地頭部和腳部向上翹起，兩手向後平伸（圖4-2-3）。

【注意事項】

根據每個人的情況循序漸進，半身的俯臥撐與飛燕動作可以根據個人情況任選其一。

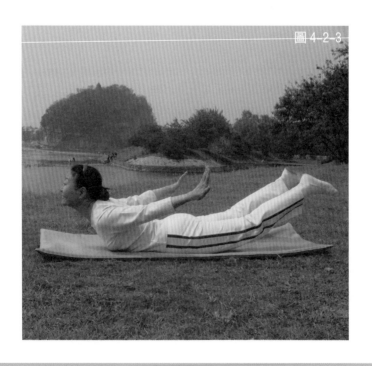

圖 4-2-3

③蛇形擺動

【動作要領】

軀體呈平躺姿勢，兩手盡量向上伸，兩腳盡量向下伸，同時腰部模仿蛇形進行左右擺動。兩腳也可以在腰部擺動同時分別向下蹬以配合腰部擺動，這樣做胯關節同時得到拉伸（圖 4-2-4）。

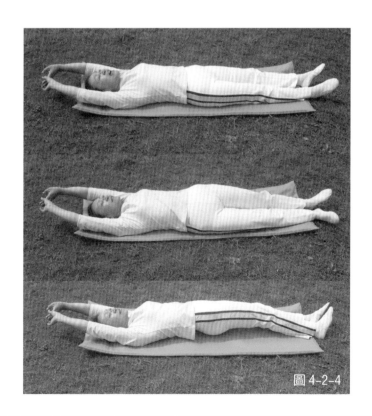

圖 4-2-4

【注意事項】

　　兩個動作可以同時在床上進行，以使全身的關節都活動開，除防止閃腰外，對緩解腰肌勞損引起的不適也有較好效果。

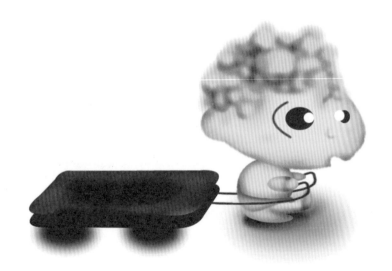

五、骨質疏鬆所引起的不適

5.1 全身性的骨質疏鬆引起多部位的關節不適

顛跑運動：顛跑可以增加骨關節的碰撞，減少或延緩骨骼中鈣的流失。可以採用很慢的速度在外面跑，也可以進行原地跑，以避免摔跤，原地跑應不少於 10 分鐘為宜。

5.2 胯關節骨質疏鬆引起的不適

【動作要領】
①兩腿分別向前抬伸，堅持時間盡量長些（圖 5-1）。

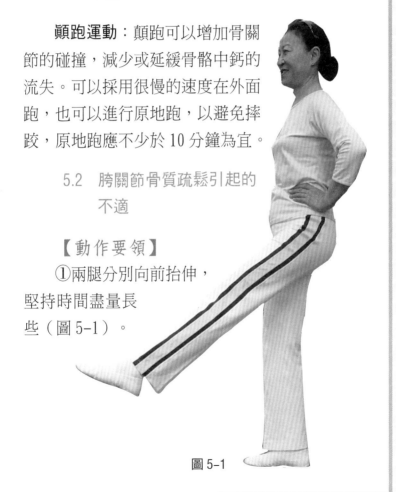

圖 5-1

　　②兩腿分別向左右側伸出，上身要盡量平直，堅持時間盡量長些（圖5-2）。

　　③兩腿分別向身後抬起，上身挺直，堅持時間盡量長些（圖5-3）。

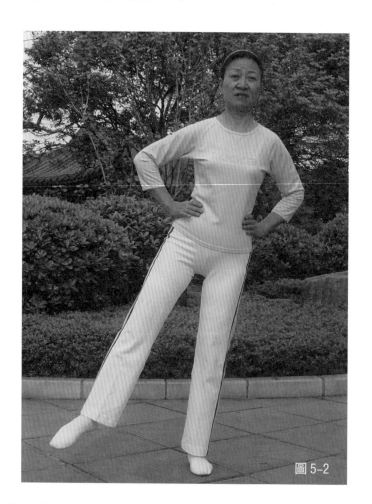

圖5-2

【注意事項】

中老年人在進行此運動時應有相應器械扶著，防止摔倒，但最好不要讓上身受力，以胯關節受力為目的。

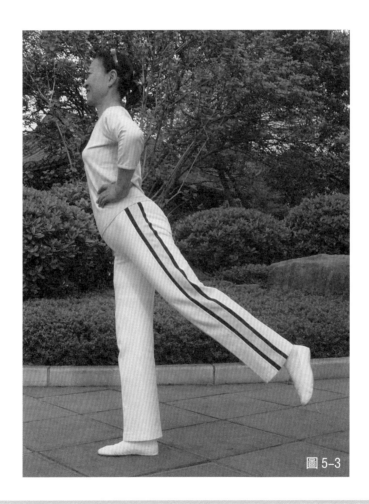

圖 5-3

六、膝關節不適

膝關節在行進過程中的不適，主要是因爲膝關節周遭的韌帶無力所造成的，所以，要讓膝關節周遭的韌帶能夠堅強起來，減少膝關節之間的摩擦力度以緩解疼痛。

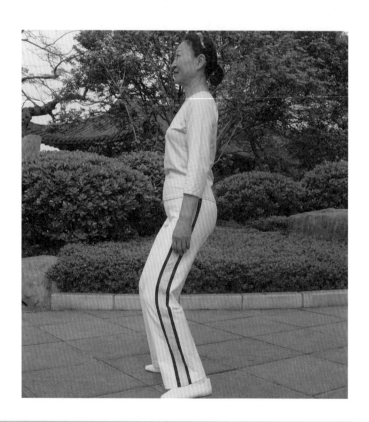

【動作要領】

兩腳分開與肩同寬，兩膝彎曲，彎曲程度可以根據自身條件而定，彎曲度逐漸加大，時間以 10～30 分鐘為宜，或者以膝蓋有酸的感覺為度。

【注意事項】

彎曲度與時間逐漸增加。如果上述動作有困難，可以將後背靠在牆上兩個腳後跟離牆 10 公分左右，兩腳同肩寬，將整個身體靠在牆上然後雙膝彎曲。

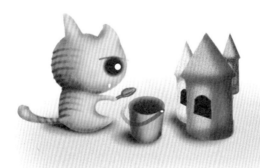

七、手關節、腕關節和肘關節不適

【動作要領】

兩臂向前伸平，雙手手背相對（圖7-1），先將右手搭在左手上（圖7-2），十個手指交叉相握（圖7-3），然後手腕翻轉（圖7-4、圖7-5）向前伸（圖7-6）再向上伸（圖7-7），連續慢慢做20次還原，再將左手放在右手上重複上述的動作。

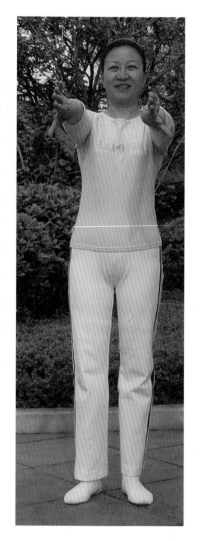

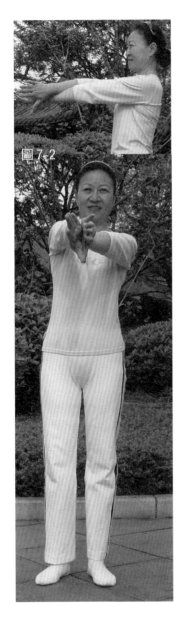

圖7-2

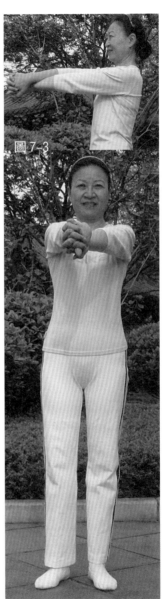

圖7-3

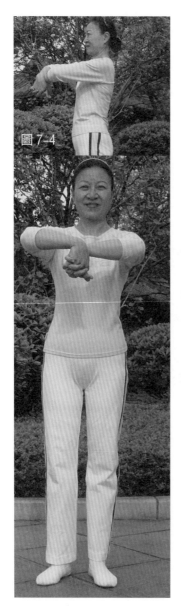

圖 7-4

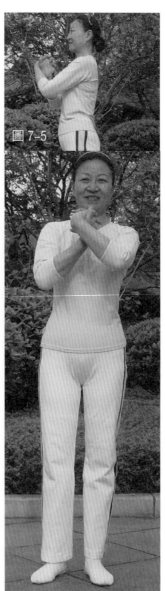

圖 7-5

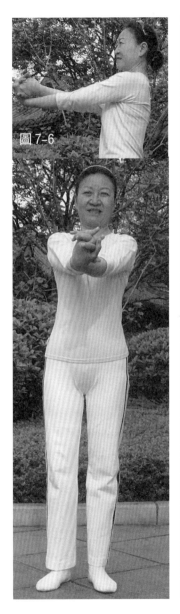

圖 7-6

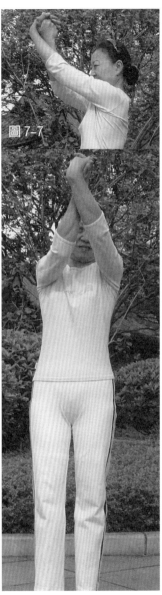

圖 7-7

八、便秘引起的不適

　　首先注意飲食，可以空腹喝蜂蜜水或涼開水。多食用粗纖維豐富的食物，比如韭菜、芹菜、紅薯等食物。其次要加做腹式呼吸並在大便時或者便前加做三個穴位的按摩。一個是迎

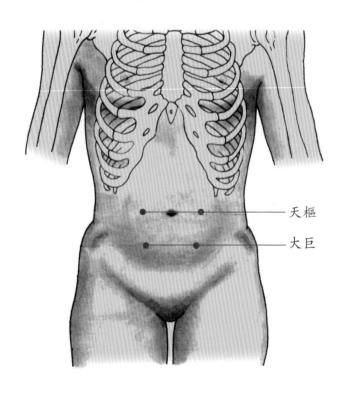

天樞

大巨

香穴（迎香穴位於鼻子兩側的鼻翼邊）（圖8-
1）。另兩個穴位是天樞（天樞穴位於距離肚臍
兩側約 2 個指幅外側）和大巨（大巨穴位於距
離肚臍 2 個指幅外側的 2 個指幅下方附近），
這兩個穴位都具有通便的作用，按摩時切記從
上向下按壓。

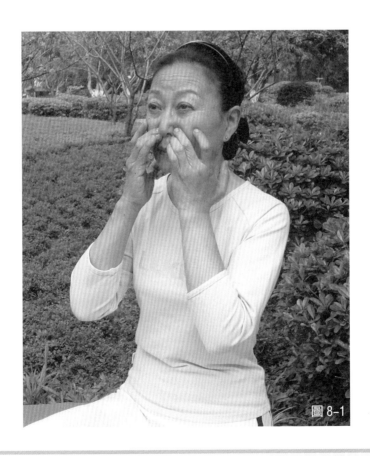

圖 8-1

九、口乾不適
（包括 6 個分解動作）

【動作要領】

第①個動作：伸舌頭（圖 9-1-1），然後舌根用力，將舌頭縮回（圖 9-1-2），做 10 次。

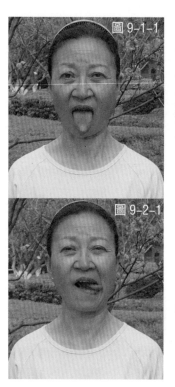
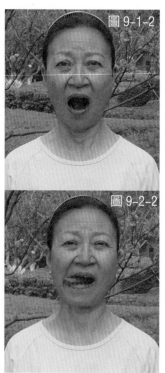

第②個動作：舌頭伸出，在嘴角外左（圖9-2-1）右（圖9-2-2）各擺動5次。

第③個動作：雙手五指伸開放在膝蓋上，上身略向前傾，兩眼平視，用鼻子吸氣（圖9-3-1），然後張嘴伸舌頭將氣呼出（圖9-3-2），做5次。

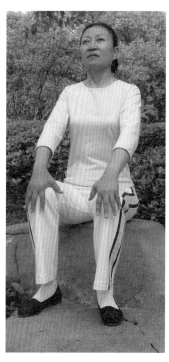

圖9-3-1

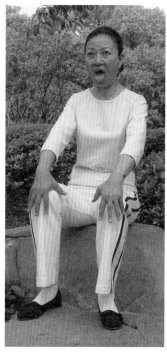

圖9-3-2

　　第④個動作：將右手拇指、食指、中指相捏從左側耳根（圖 9-4-1）向咽部搓下來，同時配合伸舌頭（圖 9-4-2），做 30 次。然後換手另一側做 30 次。

　　第⑤個動作：張大嘴，舌頭盡量向外伸出並且停頓三、五秒鐘（圖 9-5-1），然後還原，做 5 次。把頭向上抬起，張大嘴，伸出舌

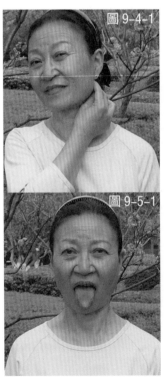
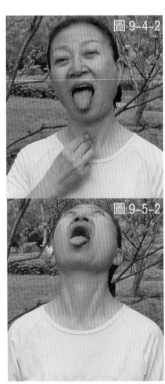

圖 9-4-1　　圖 9-4-2

圖 9-5-1　　圖 9-5-2

頭停三、五秒鐘（圖9-5-2），再收回（圖9-5-3），連續做5次。

第⑥個動作：舌頭在牙床外左轉動4次（圖9-6），右轉動4次後做漱口狀，待津液充滿口腔分三次意念丹田嚥下。

【注意事項】

第①個動作伸舌頭時要盡量伸縮；這套操適合早晨在室內做。

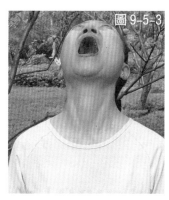

圖9-5-3

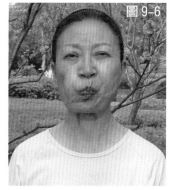

圖9-6

十、牙齒不適或疼痛

【動作要領】

叩齒動作，分別上、下門牙叩，左、右大牙叩，做到全部牙齒叩到。每天做 100 次左右為最佳。

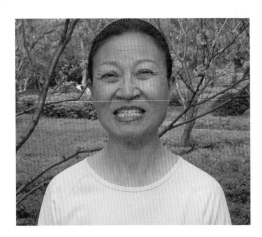

十一、緩解高血糖、高血脂引起的不適

採用最大限度大步走，時間不少於 30 分鐘，並配合盡量地擺動雙臂以促進五內器官的運動，使功能得到改善。

十二、緩解眼睛乾澀及疲勞

在做腹式呼吸時，除了要把意念放在眼睛外，還要專門做些眼睛的運動。

第一、在伏案工作一段時間後將眼儘量看向遠處，然後由遠逐漸向近處拉近看，反覆 10 次。

第二、做眼球的轉動，先右上左下，然後換方向左上右下，交替進行約 30 秒。

第三、兩手搓熱，微閉眼睛將搓熱的手心放於眼部約 60 秒。這三個動作可以緩解眼部乾澀和疲勞。

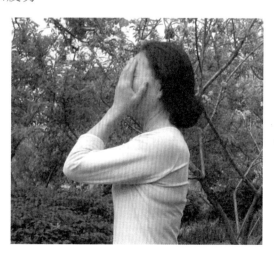

十三、延緩上肢肌肉鬆軟

【動作要領】

①兩臂側平舉，兩手的中指繃緊（圖 13-1-1）並由外向內翻轉停頓幾秒鐘放下（圖 13-1-2～圖 13-1-5），然後再重複此動作。

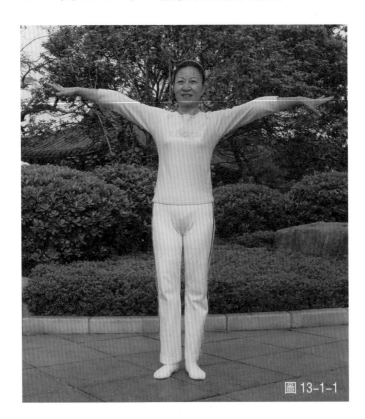

圖 13-1-1

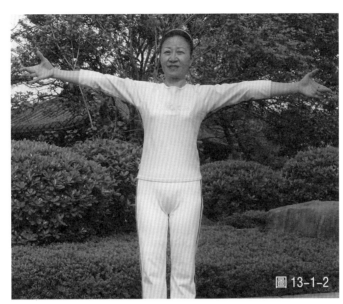

圖 13-1-2

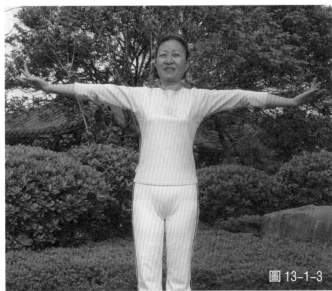

圖 13-1-3

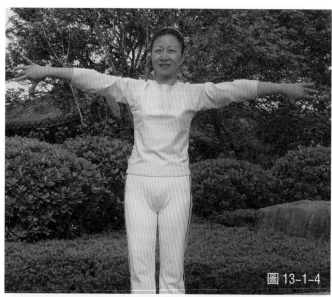

圖 13-1-4

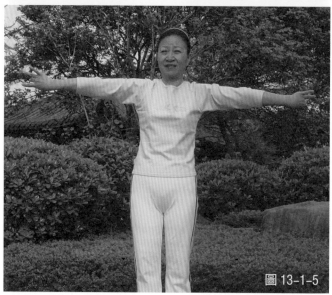

圖 13-1-5

②兩臂側平舉雙手由內向外翻，停頓幾秒放下，重複多次。

③雙手呈爪形手指要繃住勁，與手腕呈 90°（圖 13-3-1），雙臂經身體兩側向身後伸直

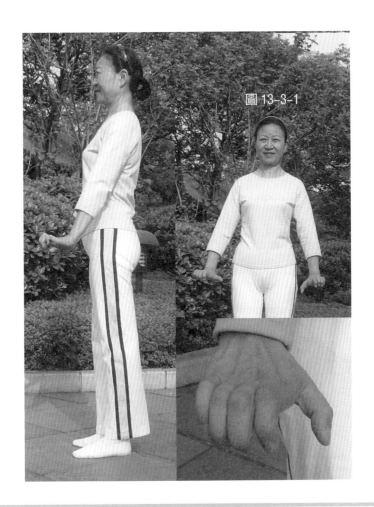

圖 13-3-1

（圖 13-3-2），稍停頓幾秒鐘，如此反覆數次，也可以手握亞鈴來完成這個動作。

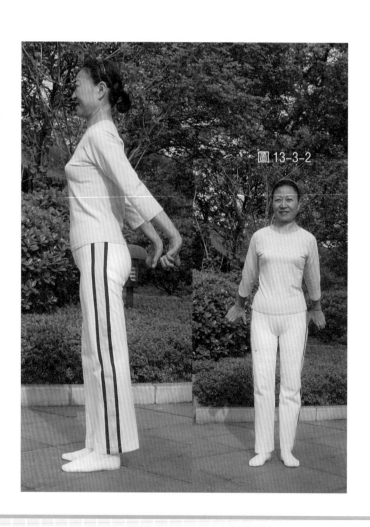

圖 13-3-2

十四、防止腹肌、下肢肌肉無力

【動作要領】

第①個動作：身體平躺在墊子上（圖 14-1-1），雙腿抬起與墊子呈 90°（圖 14-1-2），

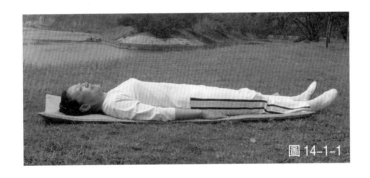

圖 14-1-1

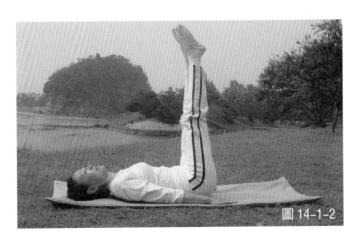

圖 14-1-2

兩腳向前方繃直，慢慢放下至感覺到下腹有緊繃的感覺，然後停住 10 秒，雙腿放下，再做第二次。這樣可以鍛練腹肌。還可以同時練小腿肌肉：雙腿抬起時腳尖（圖 14-1-3）、腳跟

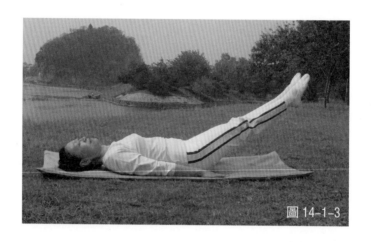

圖 14-1-3

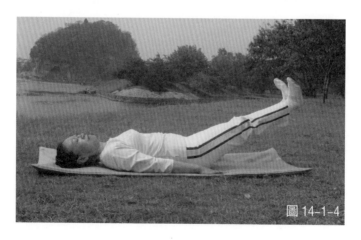

圖 14-1-4

（圖14-1-4）交替向前。連續做16次。

　　第②個動作：雙腿彎曲雙腳平放在地上（圖14-2-1），兩個膝蓋向外側打開至最大限度（圖14-2-2）再還原。連續做16次。

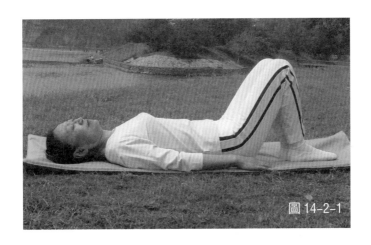

圖14-2-1

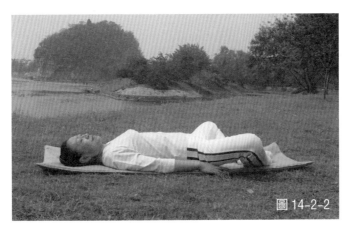

圖14-2-2

第③個動作：身體側臥，左腿彎曲，右腿伸直（圖 14-3-1），腳跟向前蹬，腳尖上翹由左側向右側盡量打開（圖 14-3-2），做 16 次，再換方向做 16 次。

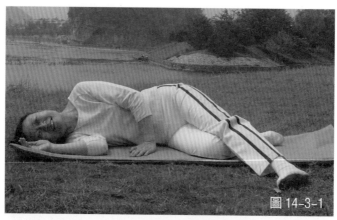

圖 14-3-1

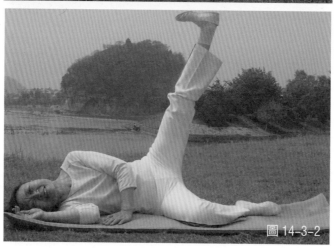

圖 14-3-2

第④個動作：臉朝下平臥，小腿後屈、腳跟向後蹬，大腿前側肌肉繃緊（圖 14-4-1），當雙腳放下時上身可以同時做半身俯臥撐（圖 14-4-2），這樣可以鍛練腰部肌肉。共做 16 次。

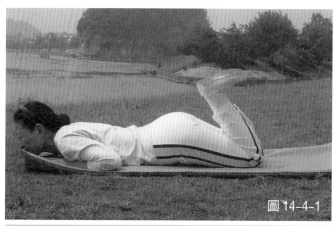

圖 14-4-1

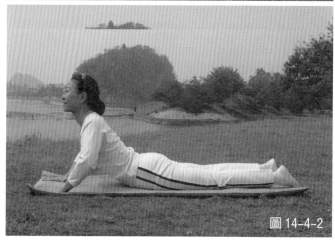

圖 14-4-2

十五、恢復形體的生理曲線

人體的四椎生來就有一個曲線，表現為頸椎略向前傾，胸椎略往前挺，腰椎基本平直，尾椎略向後翹一點兒，但是，如果人們不注意站、坐、走的姿勢，當這些姿勢習慣成自然以後，形體的生理曲線就發生了變化，不僅不美觀，而且對人體各部分的機能也有不利的影響。怎樣才能讓我們的四椎恢復原有的生理曲線呢？

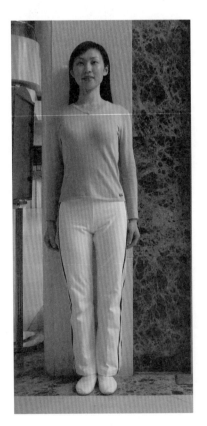

首先我們要放鬆站立，尾椎要刻意地向後挺一下，收腹使腰椎恢復平直，兩肩向後打開

使胸椎凸出來，頭要盡量上拔，感覺似有繩子在牽引著，這樣做脖子就恢復到應有的曲線，如果經常有意識地進行這樣的訓練，生理曲線慢慢就會恢復了；如果想強制性的做這方面的訓練，那就需要找一面牆將後腦部、雙肩、臀尖、小腿肚和後腳跟等九點貼緊牆面站立，站立時間由個人堅持極限為標準，這樣做對恢復生理曲線有很好的效果，也為改善臟器功能創造了條件。

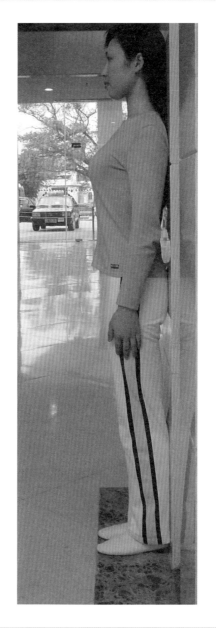

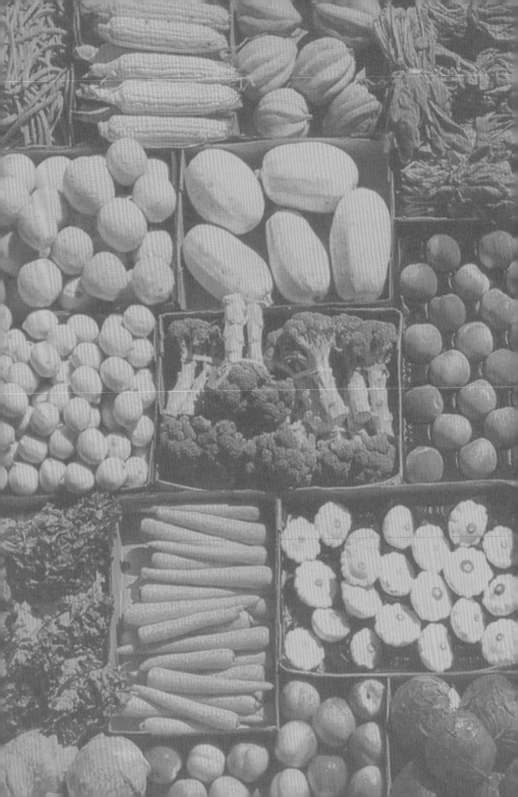

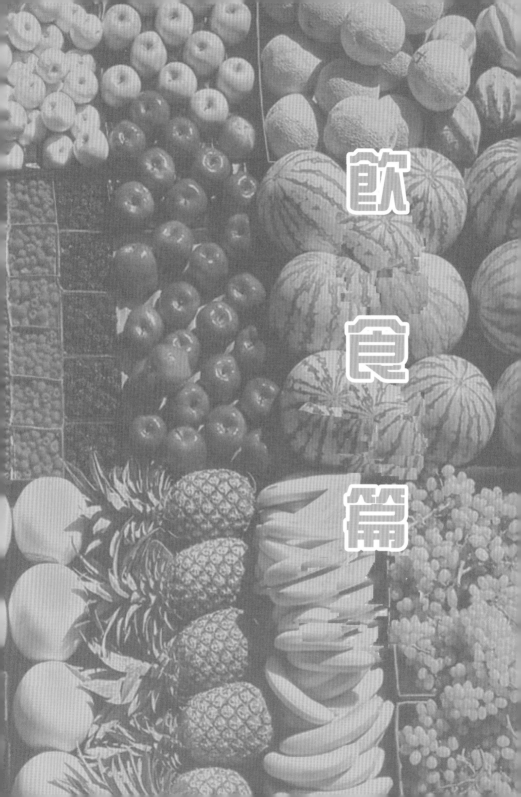

飲

食

篇

　　生命在於科學的運動，運動與飲食都是生理健康的必備條件，缺一不可。二者是相互配合，相輔相成的關係，因此，益壽延年就不可忽視飲食。

　　合理飲食是總的要求，達此目的就要解決吃多少、吃什麼、怎麼做、何時吃的問題。

一　吃多少

　　根據個人的體重和身體狀況而定，並與運動協調配合。如果我們把攝入的食物視為「收」，有氧運動視為「支」，正常體重者就要堅持收支平衡；體重超重者要收少支多；體重低於正常者，要收多支少，具體計算方法：

　　（1）首先計算出本人的正常體重範圍，計算公式：體重（公斤）÷身高（公尺）的平方＝體重指數。體重指數 18.5～23.9 為正常體重範圍；指數是 24 的為超重；指數是 28 的為肥胖。

　　（2）按正常體重計算每日攝入總熱量，計算公式：正常體重數×30 千卡＝每日攝入總熱

量。

（3）計算出每日攝入總熱量分別應從蛋白質、碳水化合物、脂肪得到多少，計算公式：

①每日總熱量×30%÷4＝蛋白質攝入量（克）

②每日總熱量×50%÷4＝碳水化合物攝入量（克）

③每日總熱量×20%÷9＝脂肪攝入量（克）

透過計算每人每天吃多少就基本清楚了（參照附表），但實際吃的食物是含水分的，因此，蛋白質實際攝入量應加70%，碳水化合物中主食加70%，水果加80%～90%，脂肪不加量（它是當今人們超重的主要原因）。

另外，每人的吸收能力不同，也應調整實際攝入量，主要根據體重變化情況而定。

二　吃什麼

原則是營養均衡，歸納起來是：飲食不挑要適量；葷素搭配素為主；粗細搭配粗為主；軟硬搭配軟為主；肥瘦搭配瘦為主；肉魚搭配

魚為主。

熟悉食療常識，體內缺，多補，體內多，少吃，也是選擇食物種類的重要依據。例如，缺鉀的多吃柑橘、豆角；血脂高的多吃黑木耳；血糖高的多吃苦瓜、南瓜、冬瓜、黃瓜；補腦養髮堅持吃適量核桃；缺鈣要多吃紫菜、蝦皮、海帶、牛奶等等。

三　怎　麼　做

歸納起來是，烹飪要清淡，煎少吃，炸忌口，多吃蒸煮，少吃炒，涼拌做法實在好。

下面從改變不利於人體的物質、保留更多營養成分，避免脂肪過多攝入等方面，推薦幾種烹飪技巧，對做的方法略微介紹一二。

(一)煲湯方法葷、素截然不同

葷湯如禽、畜作主料時，關鍵是燉的時間，在大火開鍋去沫後，改小火煲 4 小時以上，使脂肪和脂肪酸大部分轉化為對人體無害的物質，在除去過多的油脂後，正常量食用，就是人體吸收蛋白的佳餚了。

素湯如菜蔬、豆腐、蘑菇、木耳、雞蛋等烹製的湯。有兩點值得注意：

一是多種搭配要合理，防止營養互相破壞，如菠菜不燙就與豆腐一起燒湯，會破壞豆腐中的營養，並攝入對人體有害的草酸。

二是煮菜蔬的時間不宜過長，否則維生素損失加大，因此，要注意各種菜下鍋的順序，易熟的後下為宜。

(二)涼拌、水煮菜要好吃，配佐料是關鍵

①涼拌菜製作中許多要開水燙，有時可將配菜一起燙，甚至鹽和雞精也可以放些，口味效果更好。如芹菜與木耳、海米、乾貝（蒸過的）涼拌，可與芹菜一起燙，鮮味可以進到芹菜中，撈出後趁熱加雞精、鹽、香油等。

②水煮菜要根據不同的菜蔬，選不同配料，但雞精是不可缺的。如水煮大、小白菜、油麥菜可加些薑絲、海米。但水煮空心菜、莧菜，最好用少許油煸炒蒜片後，再下菜煸炒，加水，又稱上湯菜。

(三)把煮、炸改為煸、烤、蒸是吃魚減少脂肪攝入過量的好辦法

①**蔥煸鯽魚、草魚**：將少許油放入不粘鍋中燒至六七成熱改小火，放入薑絲和較多蔥絲煸炒出香味來，撒入少許鹽，然後將事先腌製好的整條魚（或者是魚塊）放入，改中火煸，兩面都七八成熟時，將醬油、醋、胡椒粉、料酒、鹽等在內的調料淋在魚身上，蓋鍋燜兩三分鐘，翻一下，再燜幾分鐘，待肉最濃處筷子能插進時即熟，可起鍋。

②**清蒸鱸魚、梭魚、武昌魚等**：將活魚處理乾淨，用鹽少許，薑絲、花椒、大料少許，腌製半小時以上（放入冰箱冷藏室），然後控出血水，上開水鍋蒸 8～10 分鐘，魚肉最厚處筷子易插入即熟，最後根據自己的口味選擇澆汁，或者沾香油和醋等調料進行食用，味道十分鮮美。

③**微波爐中烹製豆豉平魚**：將處理乾淨的平魚兩面斜切菱形刀口，然後用料酒、醋、醬油、鹽、薑絲等腌製半小時，把用水泡好的乾豆豉撒在魚上，用保鮮膜把盤子封上，用牙籤

在保鮮膜上扎些小孔，放微波爐內，用高火8
分鐘即可，也可以根據自己的口味淋幾滴香
油，味道更佳。

中華食文化之豐富屬於世界之最，只能從
合理的飲食方面舉例一二 ，實屬掛一漏萬。

四 何時吃

何時吃的問題，也是飲食是否合理不可缺
的的內容，總的原則是早吃好，午吃飽（七八
分），晚吃少。下面列舉一些具體食品何時吃
好：

(一)牛奶有助睡眠，睡前1～2小時喝好。

(二)葷菜午餐多於晚餐好。

(三)水果要在兩餐中間吃，對保持血糖水
準穩定有好處。還流傳上午吃水果是「金」，
下午吃是「銀」，晚上吃是「銅」的說法，也
有一定的道理。

(四)薑是暖胃的好東西，但專門做菜吃，
宜早飯吃。俗話說，早吃薑如參湯，晚吃薑如
砒霜。可能有些誇張，但也說明什麼時候吃是
有講究的。

標準體重、攝入熱量及營養分發對照表

身高(cm)	標準體重(公斤)	每日攝入總熱量(千克)	換算值(克)		
			蛋白質	碳 化	脂 肪
150	42～54	1260～1620	94～122	157～203	28～36
155	44～57	1320～1710	99～128	165～214	29～38
160	47～61	1410～1830	105～137	176～229	31～41
165	50～65	1500～1950	112～146	187～243	33～43
170	54～69	1620～2070	121～155	202～259	36～46
175	57～73	1710～2190	128～164	213～274	38～49
180	60～77	1800～2310	135～173	225～288	40～51
185	63～82	1890～2460	141～184	236～307	42～54
190	67～86	2010～2580	150～193	251～323	44～57
195	70～91	2100～2730	157～204	262～341	46～60
200	74～96	2220～2880	166～216	277～360	49～64

註：1.各種營養攝入量不含水的參考數值。

2.換算數值就低不就高。

後　記

　　2003 年 7 月退休後，放下了過去忙了三十幾年的工作，進入了一個新的生活領域。退休生活使我真切地體驗到，工作雖然是一個人一生中重要的活動內容，但不是全部。過去無暇顧及自己感興趣的事和學習，現下可以做了，生活仍是非常豐富的、非常有樂趣的、非常有價值的。

　　就拿鍛鍊身體來說吧，我自己編了一套全身保健操，過去是在業餘時間抽空做做，現在則可以同院內老人每天按時完整的去做，大家都從鍛鍊中得到益處。在這種情況下，有的朋友鼓勵我把這套健身方法編一本小書，供鍛鍊的中老年人參考，於是這本小冊子和示範的動作光碟就面世了，雖然事先向一些專業人士請教過，但難免有不當之處，望讀者批評指正。

　　最後，向幫助我出書和光碟的李益群、張濤、劉泉、張學軍、韓東升、趙國富、魏建勛、馬曉珍、唐玉梅、馬曉瑜、馬靖、曾鴻鵠、馬平、陶婷等諸位及廣西「桂林潤松企業」的鼎力相助，表示衷心地感謝！

曾曉前

導引養生功 系列叢書

- ◎ 1. 疏筋壯骨功
- ◎ 2. 導引保健功
- ◎ 3. 頤身九段錦
- ◎ 4. 九九還童功
- ◎ 5. 舒心平血功
- ◎ 6. 益氣養肺功
- ◎ 7. 養生太極扇
- ◎ 8. 養生太極棒
- ◎ 9. 導引養生形體詩韻
- ◎ 10. 四十九式經絡動功

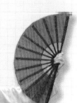

張廣德養生著作

每冊定價 350 元

全系列為彩色圖解附教學光碟

彩色圖解太極武術

1 太極功夫扇

定價220元

2 武當太極劍

定價220元

3 楊式太極劍

定價220元

4 楊式太極刀

定價220元

5 二十四式太極拳＋VCD
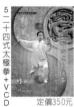
定價350元

6 三十二式太極劍＋VCD
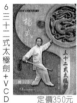
定價350元

7 四十二式太極劍＋VCD

定價350元

8 四十二式太極拳＋VCD
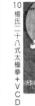
定價350元

9 楊式十六式太極劍拳

定價350元

10 楊氏二十八式太極拳＋VCD

定價350元

11 楊式太極拳四十式＋VCD
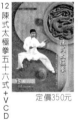
定價350元

12 陳式太極拳五十六式＋VCD
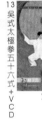
定價350元

13 吳式太極拳五十六式＋VCD
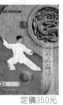
定價350元

14 精簡陳式太極拳八式十六式

定價220元

15 精簡吳式太極拳架・推手三十六式

定價220元

16 夕陽美功夫扇
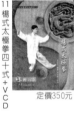
定價220元

17 綜合四十八式太極拳＋VCD

定價350元

18 三十二式太極拳 四段
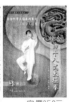
定價220元

19 楊式三十七式太極拳＋VCD

定價350元

20 楊氏五十一式太極劍＋VCD
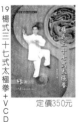
定價350元

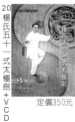

國家圖書館出版品預行編目資料

全身保健操 —— 健康與生命同行／曾曉前 著
　　　——初版，——臺北市，大展，2006〔民95〕
　　　面；21公分，——（快樂健美站；18）
　　　ISBN　978-957-468-501-1（平裝；附光碟）
1.體操　2.運動與健康　3.飲食
411.7　　　　　　　　　　　　　　　95019391

全身保健操——健康與生命同行＋VCD

著　　者／曾　曉　前

責任編輯／王　　勃

發 行 人／蔡　森　明

出 版 者／大展出版社有限公司

社　　址／台北市北投區（石牌）致遠一路2段12巷1號

電　　話／（02）28236031・28236033・28233123

傳　　眞／（02）28272069

郵政劃撥／01669551

網　　址／www.dah-jaan.com.tw

E‐mail／service@dah-jaan.com.tw

登 記 證／局版臺業字第2171號

承 印 者／弼聖彩色印刷有限公司

裝　　訂／建鑫印刷裝訂有限公司

排 版 者／弘益電腦排版有限公司

授 權 者／北京人民體育出版社

初版1刷／2006年（民95年）12月

ISBN-13：978-957-468-501-1
ISBN-10：　957-468-501-2

定　價／280元

●本書若有破損、缺頁敬請寄回本社更換●

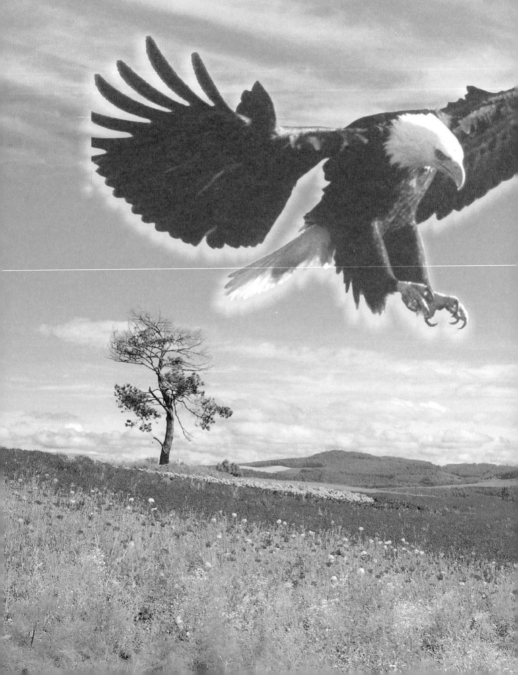

大展好書　好書大展
品嘗好書　冠群可期